Docteur M. MÉDARD

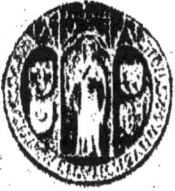

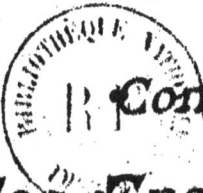

Contribution à l'Étude
des Fractures
du Maxillaire
inférieur
et de leur Traitement
par la Suture métallique

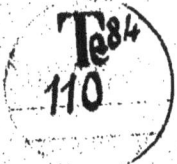

MONTPELLIER
GUSTAVE FIRMIS ET MONTANE

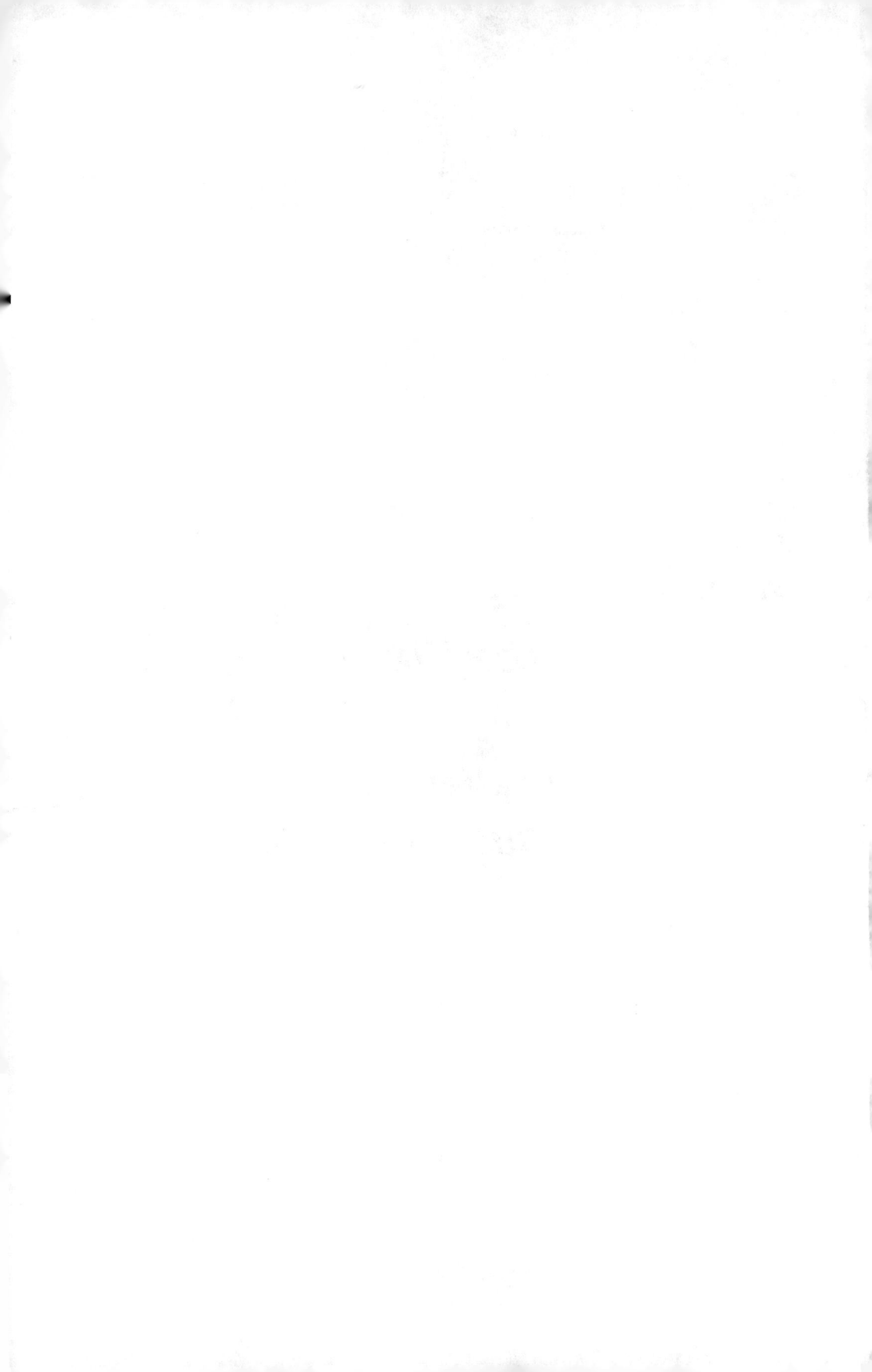

CONTRIBUTION A L'ÉTUDE

DES

FRACTURES DU MAXILLAIRE

INFÉRIEUR

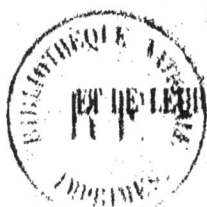

ET DE LEUR TRAITEMENT PAR LA SUTURE MÉTALLIQUE

PAR

M. MÉDARD

DOCTEUR EN MÉDECINE

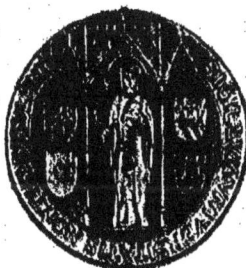

MONTPELLIER

G. FIRMIN et MONTANE, IMPRIMEURS DE L'UNIVERSITÉ

Ancien Hôtel de la Faculté des Sciences

1899

AVANT-PROPOS

Nous ne saurions commencer notre sujet sans adresser nos remerciements sincères à tous ceux qui professent un enseignement à la Faculté de Médecine de Montpellier.

Pendant le cours de nos études, tous ces Maîtres se sont efforcés de nous inculquer tous les bons principes de leur art. Notre vœu le plus cher est de penser que leurs efforts n'auront pas été vains.

Qu'ils veuillent agréer, ici, l'assurance de notre entière reconnaissance et de notre profond dévouement.

INTRODUCTION

Nous nous sommes proposé, dans ces quelques pages, de faire l'étude de la suture métallique dans les fractures du maxillaire inférieur.

C'est M. le professeur Forgue, partisan, en ces cas, de la suture osseuse, qui nous a donné l'idée de notre sujet.

La bienveillance et les bons conseils que ce Maître nous a toujours témoignés nous font un devoir de lui adresser nos sincères remerciements et de lui exprimer toute notre reconnaissance ; nous nous en acquittons avec joie.

Avant d'entrer dans le sujet de la suture osseuse en elle-même, nous croyons utile d'exposer les variétés de fracture qui se rencontrent dans le maxillaire inférieur : celles des branches montantes étant fort rares, nous n'en parlerons pas ; c'est aux fractures du corps de cet os que nous nous arrête-rons ; nous parlerons des complications qui peuvent accom-pagner et qui accompagnent le plus souvent ces fractures.

Dans un autre paragraphe nous dirons quelques mots de la grande mobilité des fragments dans les fractures du maxillaire inférieur et de l'immobilisation indispensable à leur traitement.

Nous serons amené à examiner rapidement, dans un deuxième chapitre, les divers appareils les plus fréquemment employés comme moyen thérapeutique de ces fractures pour en indiquer les inconvénients.

Dans un troisième chapitre, la suture métallique, que nous préconisons comme un excellent moyen thérapeutique, occupera, dans notre thèse, la meilleure place.

Nous citerons un certain nombre d'observations qui seront une preuve des succès que fournit cette dernière méthode.

Nous terminerons en concluant d'après nos impressions personnelles.

CONTRIBUTION A L'ÉTUDE

DES

FRACTURES DU MAXILLAIRE INFÉRIEUR

ET DE LEUR TRAITEMENT

PAR LA SUTURE MÉTALLIQUE

CHAPITRE PREMIER

Les fractures du maxillaire inférieur sont assez rares, d'après Malgaigne, bien qu'elles soient plus fréquentes que celles de la mâchoire supérieure.

A ces fractures, on peut distinguer deux causes :

1° Les causes directes ; 2° les causes indirectes.

Les causes directes sont la règle : elles ont lieu, soit par chute sur le menton, soit par coups portés sur la mâchoire inférieure avec un bâton ou avec une arme à feu ; les coups de pied de cheval sont également une cause fréquente de ces fractures ; les dents qui limitent la solution de continuité de l'os sont ébranlées et souvent arrachées au moment du traumatisme.

Les fractures par causes indirectes présentent un mécanisme plus complexe ; le choc agit de deux façons différentes :

1° De dedans en dehors, et alors il a pour effet de redresser la courbure de l'os ; ce cas est très rare et se rencontre à la suite d'un coup de feu tiré dans la bouche et déterminant dans cette cavité une expansion de gaz qui a tendance à redresser la courbure du maxillaire ;

2° De dehors en dedans : c'est le phénomème qui se produit dans le cas d'une roue de voiture passant sur une des branches du maxillaire, tandis que l'autre branche a son point d'appui sur le sol.

En ce qui concerne la division des fractures du maxillaire inférieur, on peut adopter celle de toutes les fractures en général, c'est-à-dire qu'il y a : 1° des fractures incomplètes ; 2° des fractures complètes.

Des premières, nous n'en parlerons pas, car elles consistent en un simple trait de fracture plus ou moins étendu mais n'intéressant jamais toute l'étendue de l'os dans sa hauteur et qui, la plupart du temps, ne se révèlent par aucun signe extérieur ; on n'a la preuve de leur existence qu'à l'autopsie, ainsi que l'ont signalé Gariel et Chassaignac ; les secondes, consistant en un ou plusieurs traits de fracture qui produisent des solutions de continuité bien nettes, présentent les formes les plus variées.

D'abord, le trait de fracture siège le plus souvent sur l'une des parties latérales du corps de l'os, quelquefois, mais plus rarement, on le rencontre au niveau de la symphyse du menton.

On doit distinguer les fractures régulières et les fractures irrégulières appelées encore comminutives, qui s'accompagnent d'esquilles plus ou moins nombreuses ; elles sont surtout le propre des fractures par armes à feu. Il va sans dire qu'il peut exister en même temps, sur un même maxillaire, plusieurs traits de fracture ; on a alors le type des fractures multiples comme, par exemple, dans le cas où les traits de fractures siègent sur les deux côtés du corps du maxillaire et isolent, du reste de l'os, un fragment qui renferme la symphyse du menton.

Disons quelques mots sur le déplacement des fragments et sur le mécanisme de ce déplacement qui sont un des points les plus importants et les plus discutés : dans les fractures médianes ou symphysiennes, le trait est le plus souvent vertical et le déplacement réduit à son minimum ; toutefois, même dans ce cas, l'un des fragments peut chevaucher sur l'autre. On comprend que, si le trait de fracture est nettement médian, les deux fragments seront soumis, de la part des muscles, aux mêmes tiraillements et le seul facteur du déplacement, s'il existe, sera dès lors, le traumatisme seul.

C'est dans les fractures latérales que le déplacement offre les variétés les plus grandes ; dans ce cas, en effet, au traumatisme, viennent s'ajouter, comme nouvel agent du déplacement, des tractions musculaires qui s'exercent inégalement sur chacun des fragments.

Ce déplacement, qui est la règle, se rencontre à des degrés divers, suivant les circonstances : si, en effet, le périoste est conservé, ce qui est assez fréquent chez les enfants, le déplacement est minime, d'après Hamilton ; il en est de même lorsque les fragments sont engrenés. Le plus habituellement, le fragment antérieur est dévié en bas, le fragment postérieur en haut ; Foucher et Malgaigne ont noté parfois un déplacement inverse. Le fragment postérieur serait en outre porté en dehors.

Le chevauchement a été nié par Boyer ; Houzelot et Hamilton en ont démontré la réalité.

Dans les fractures doubles, à fragment médian, le déplacement de ce dernier se fait habituellement en bas et en arrière : les fragments latéraux se portent en haut et tendent à s'écarter l'un de l'autre, ce qui serait une cause de déformation des joues.

On a vu, par suite du déplacement du fragment médian, la langue refoulée en arrière, produire des phénomènes de suffocation et d'étouffement qui cessaient après réduction de la fracture ainsi que l'ont rapporté Prestat et Decrossas.

Déplacements. — Quelles causes peut-on alléguer aux divers déplacements? Le fragment antérieur médian aurait pour causes de son abaissement, d'après Boyer et Houzelot, les muscles sus-hyoïdiens, qui agiraient, lorsqu'ils prennent leurs points de fixation sur l'os hyoïde, en exerçant des tractions de haut en bas et d'avant en arrière. D'après J.-L. Petit, ce fragment médian antérieur serait abaissé par son propre poids tandis que les fragments latéraux postérieurs seraient attirés en haut par les muscles masticateurs.

D'après Malgaigne, le déplacement des fragments dans tel ou tel sens serait dû à la variété du traumatisme, qui leur imprimerait, suivant son mode d'action, une direction variable.

Il nous semble que ces diverses actions : tonicité musculaire, direction imprimée par le traumatisme, poids de l'os lui-même, peuvent s'associer dans tous les cas de fracture pour imprimer une direction aux divers fragments.

Les muscles, qui ont une très grande importance au point de vue de l'action qu'ils exercent sur le maxillaire inférieur, sont, d'une part : les muscles masticateurs (temporal, masséter, ptérygoïdiens interne et externe), qui ont pour but de porter la partie postérieure du corps du maxillaire en haut et un peu en dehors ; d'autre part : le muscle mylo-hyoïdien porterait la partie antérieure du maxillaire en bas et en arrière, les muscles digastrique et génio-hyoïdien se joindraient à lui pour produire le même but mais avec une force moindre.

Albert (de Vienne) émet l'opinion que les muscles sus-hyoïdiens par suite du rapprochement de leurs insertions après fracture, s'opposeraient plus tard au redressement des fragments.

Direction du trait de fracture. — Pour ce qui est du trait de fracture, on peut dire que sa direction varie beaucoup et présente des formes très capricieuses ; nous dirons et nous sommes, en le disant, de l'avis de tous les auteurs, que la direction oblique est la plus fréquente, que la direction verticale est relativement rare ; on rencontre aussi une direction intermédiaire aux deux précédentes, c'est-à-dire que le sens du trait de fracture est vertical sur une certaine hauteur du corps du maxillaire et oblique sur le reste de sa hauteur ; il va de soi, que, dans ces divers traits de fractures, les surfaces de fragmentation présentent des dentelures plus ou moins accentuées et une section entièrement régulière nous paraît exceptionnelle.

En somme, chaque trait de fracture varie, d'une part, avec le traumatisme, d'autre part, avec les résistances ou les tractions musculaires, d'autres fois, avec les circonstances dans lesquelles actions traumatiques et actions musculaires se sont combinées.

Lésions qui accompagnent souvent la fracture. — Quelles sont les lésions qui peuvent accompagner la fracture du maxillaire inférieur ? Ce sont principalement les lésions des téguments, des vaisseaux, des nerfs et de la muqueuse gingivale.

Au niveau de la peau, on rencontre, accompagnant la fracture du maxillaire inférieur par le traumatisme extérieur, depuis la simple ecchymose jusqu'à la plaie plus ou moins profonde qui intéresse alors toutes les parties molles et qui va jusqu'au plan osseux pour constituer une fracture ouverte : dans ce cas la muqueuse gingivale est aussi atteinte.

Les lésions des vaisseaux sont rarement dangereuses et ne

s'accompagnent qu'exceptionnellement d'hémorragies abondantes.

Les lésions du nerf dentaire inférieur ont attiré l'attention de certains auteurs tels que Rossi et A. Bérard. On comprend que la section ou l'élongation de ce nerf apporteraient des troubles de la sensibilité plus ou moins graves dans le territoire qu'il innerve et, en particulier, dans la moitié correspondante de la lèvre inférieure.

La muqueuse gingivale peut être affectée seule ; elle peut être, en effet, directement lésée par le traumatisme au niveau de la fracture, sa seule lésion suffit à constituer une véritable fracture ouverte, car la communication entre le foyer de la fracture et l'air extérieur existe, dès lors, aussi bien que si les téguments étaient, eux aussi, déchirés ; de plus, la salive, qui est un milieu fertile en microbes, est constamment en contact avec elle.

Complications qui peuvent survenir après la fracture. — Les fractures du maxillaire inférieur sont des plus graves ; ce n'est pas seulement la fracture en elle-même qui implique cette gravité, mais aussi les complications fréquentes qui accompagnent souvent cette fracture ; tandis que, sans complications, la guérison peut survenir en 30 ou 40 jours, avec celles-ci, au contraire, il faut s'attendre aux accidents les plus redoutables, souvent même la mort s'ensuit dans une proportion de un sur six, d'après une statistique de Malgaigne.

La première de ces complications est certainement la septicémie aiguë dans le cas de fracture ouverte, qu'il y ait lésion ou non des téguments ; il suffit, en effet, que la muqueuse gingivale seule soit lésée pour qu'il y ait communication de la fracture non seulement avec l'air extérieur, mais encore avec les sécrétions buccales qui renferment des germes nombreux d'infection ; c'est cette complication qui a fait dire à Richet :

« La fracture du maxillaire inférieur, lorsque le périoste alvéolo-dentaire a été déchiré et qu'il existe en même temps un déplacement des fragments, n'est pas une fracture simple mais une fracture compliquée, puisque le foyer de la fracture communique avec la cavité buccale, c'est-à-dire tout à la fois avec l'air extérieur et les liquides salivaires ».

En outre de la septicémie aiguë, il peut y avoir des complications telles que des abcès de voisinage, de l'ostéite, de la nécrose, de la consolidation tardive des fragments.

M. le professeur Trélat a signalé des observations de phlegmons sus-hyoïdiens à la suite de fractures du maxillaire inférieur ; des accidents semblables s'observent, principalement, à la suite d'application d'appareils venant exercer des compressions sur les fragments osseux en même temps que sur les parties molles du voisinage et gênant ainsi la circulation des vaisseaux sanguins et lymphatiques.

Une autre complication d'une très grande importance est la pseudarthrose, dont deux cas sont rapportés par Malgaigne, deux autres cas par Béronger-Féraud. Cette pseudarthrose gêne considérablement la mastication et la déglutition, les fragments osseux étant animés de déplacements continuels au moindre mouvement de la mâchoire ; elle devient, en outre, insupportable au malade.

Mobilité des fragments osseux. — Les fragments osseux ont dans les fractures du maxillaire inférieur une grande tendance à la mobilité. Plusieurs causes existent pour la produire : c'est d'abord la traction musculaire qui s'exerce sur eux d'une façon continue et tend à leur imprimer des directions diverses ; cette traction musculaire est encore augmentée par une sorte de tétanisation des muscles produite par la douleur qu'occasionne au malade sa fracture.

L'antisepsie que l'on doit faire constamment dans la cavité

buccale, au moyen de lavages fréquents, afin d'éviter toute chance d'infection putride exige, pour être bien conduite, une ouverture large de la bouche, et pour cela, un écartement assez considérable des mâchoires, d'où nouvelle cause de mobilité des fragments au niveau du trait de fracture.

La nutrition est encore une cause de mobilité des fragments ; on est forcément obligé pour faire accomplir cet acte au malade d'abaisser la mâchoire inférieure afin de laisser un orifice pour le passage des aliments. Cet abaissement, si minime soit-il, suffit à produire l'ébranlement des fragments osseux.

A toutes ces causes de mobilité, nous pouvons ajouter la parole ; il est, en effet, bien difficile d'empêcher le malade atteint de fracture du maxillaire inférieur de parler pendant 30 à 40 jours, temps qui est normalement nécessaire à la consolidation de la fracture ; les mouvements de la mâchoire inférieure qui ont forcément tendance à se produire dans la prononciation des mots sont encore une cause de mobilité des fragments osseux.

L'immobilisation est indispensable pour obtenir la consolidation. — Quelle est la condition indispensable à la consolidation de toute fracture? C'est évidemment l'immobilisation, qui est absolument nécessaire à la formation d'un cal osseux résistant. Il est certain que deux fragments osseux dont les surfaces de section seront constamment en mouvement ne pourront jamais permettre une coaptation solide. Dans les fractures du maxillaire inférieur, plus que dans toute autre fracture, l'immobilisation est d'autant plus capitale qu'en cette région, la substance osseuse se forme avec une extrême lenteur, et que, par conséquent, le cal osseux est aussi plus long à se constituer. Aussi la thérapeutique de ces dernières fractures devrat-elle tendre à produire une immobilisation aussi parfaite que possible tout en permettant l'antisepsie buccale et l'alimentation.

Nous allons passer rapidement en revue les diverses méthodes employées à cet effet et voir si elles répondent au but demandé.

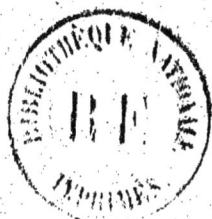

CHAPITRE II

TRAITEMENT DES FRACTURES DU MAXILLAIRE INFERIEUR PAR LES MÉTHODES LES PLUS COURANTES

Le traitement des fractures du maxillaire inférieur a fort stimulé l'imagination des auteurs pour ce qui est de la confection de nombreux appareils. Peut-on dire que l'on soit arrivé à en construire un seul remplissant les conditions nécessaires à une bonne réparation de ces fractures? Nous ne craignons pas la contradiction en affirmant le contraire et nous dirons que, si parmi tant d'inventions, il en existait une seule qui fut bonne, elle aurait vite fait de détrôner les autres ; or, loin de là, chaque jour voit éclore un appareil nouveau qui vient simplement s'ajouter à une liste déjà trop longue sans s'imposer par sa supériorité sur les autres. Nous dirons, en somme, qu'il en existe trop, pour qu'il en soit un bon ; aussi, nous contenterons-nous de citer les plus en faveur, tout en reconnaissant qu'ils sont loin de remplir un idéal thérapeutique :

Frondes. — D'après les auteurs, ce serait Galien qui les aurait employées pour toutes les plaies et bandages de la tête; diverses modifications y ont été apportées, notamment par Bouisson, pour leur emploi particulier dans les fractures de la mâchoire inférieure. La fronde de cet auteur est formée à l'aide d'une bande de toile dont les deux chefs sont fendus dans le sens de leur longueur jusqu'à 5 centimètres environ du milieu de la bande. La partie non fendue étant appliquée au niveau de la symphyse du menton, les deux chefs supérieurs sont conduits à la nuque, s'y entrecroisent, et sont ensuite ramenés au front, où on les fixe ; les deux chefs inférieurs sont conduits, verticalement, en avant des oreilles et sur le sommet de la tête, où on les fixe également. Ainsi qu'on le voit, cet appareil exerce sur le menton des pressions d'avant en arrière et de bas en haut et l'immobilise.

Appareils à double pression exercée à la fois sur l'arcade dentaire et la base de la mâchoire. — L'idée de ces appareils appartient à Chopart et Desault, en 1780. Ces auteurs proposèrent de contenir les fragments au moyen de bandages composés de crochets de fer ou d'acier placés sur les dents, sur le bord alvéolaire, couverts de liège ou de lames de plomb et serrés par des écrous à une plaque de tôle ou à d'autres points d'appui fixés sur la mâchoire. Les appareils de cette variété les plus connus sont ceux de Houzelot et de Morel-Lavallée.

L'appareil de Houzelot se compose de : 1° une gouttière engainant l'arcade dentaire aux environs du point fracturé ; 2° une plaque mentonnière faisant contrepression ; 3° une tige métallique pouvant être allongée ou raccourcie, réunissant ces deux parties.

Péan a modifié l'appareil de Houzelot en substituant à la plaque mentonnière un moule de cuir emboîtant exactement le menton ainsi que les parties voisines et remontant jusqu'à l'orifice buccal. Des courroies le maintiennent en place et le relient à un couvre-chef également en cuir.

L'appareil de Morel-Lavallée consiste en une gouttière de gutta-percha, préalablement ramollie dans l'eau chaude, placée encore molle dans la bouche et appliquée contre les dents qu'elle emboîte exactement. La gutta peut être renforcée en la doublant d'une gouttière métallique analogue à celle d'un petit porte-empreinte sans queue. Dans le cas de déplacement en hauteur considérable, on ajoute à la gouttière de gutta-percha un ressort formé d'une mince lame d'acier; l'extrémité supérieure de ce ressort, élargie en plateau, s'adapte au moule en gutta, où elle s'implante à l'aide de petites pointes, tandis que l'autre extrémité du ressort est fixée à une pelote rembourrée, de forme concave, qui vient prendre point d'appui sous le menton.

Appareils confectionnés après prise de l'empreinte dentaire. — Le procédé employé est le même que celui dont on fait usage pour la construction des appareils de prothèse. C'est d'après le modèle de l'empreinte que l'on construit les appareils suivants :

Appareil de Hammond. — Il est constitué par un fil métallique fort, contourné exactement sur les faces externes et internes des dents du modèle reconstitué au niveau de leur collet. Les extrémités de ce fil sont ensuite soudées ensemble. Puis cette cage métallique est fixée dans la bouche au moyen de fils passés entre les dents.

Appareil de Liston et Nasmyth. — Cet appareil se compose de deux gouttières en caoutchouc vulcanisé, l'une engainant l'arcade dentaire supérieure, l'autre, l'arcade inférieure, et réunies par quatre supports ou piliers de même matière ; ces supports sont placés au niveau des canines et des dernières molaires. Leurs bords sont émoussés ; ils ménagent entre eux des ouvertures hautes d'un centimètre environ, destinées à l'alimentation liquide et aux irrigations antiseptiques. Ces orifices se trouvent placés entre les deux gouttières qui maintiennent les deux arcades dentaires écartées.

Gouttière simple ou attelle interdentaire. — Cet appareil se compose d'une plaque de métal (Martinier) ou de caoutchouc

(Roy) emboîtant toute l'arcade dentaire de la mâchoire fracturée, recouvrant entièrement les dents et une faible partie de la gencive. De nombreux trous y sont perforés pour permettre une irrigation facile, non seulement du foyer de la fracture, mais encore de toute la région recouverte par l'appareil. Prenant son point d'appui exclusivement sur les dents, la gouttière est fixée à l'aide de fils métalliques, de vis ou de lamelles passés dans les espaces interdentaires. Son emploi exige la présence sur le maxillaire fracturé d'au moins quatre ou cinq dents solides, servant de point d'appui.

Appareil de Kingosley. — Cet appareil se compose d'une gouttière intra-buccale en métal ou en caoutchouc vulcanisé, munie de deux tiges métalliques qui se détachent de la face convexe de la gouttière, se recourbent en haut et en avant, puis en dehors pour sortir de la bouche vers la commissure des lèvres et venir longer les joues de chaque côté. Sur cette tige latérale, prend point d'appui un bandage sous-mentonnier en mousseline résistante, qui assure la contrepression en constituant une véritable fronde.

Appareil de Martin. — Dans une série de communications, M. Martin, de Lyon, a préconisé l'appareil suivant dans les fractures du maxillaire inférieur. Il se compose de deux gouttières de tôle d'acier mince (trois millimètres) se recouvrant exactement et moulant l'arcade dentaire. Ces deux coiffes métalliques sont perforées de trous correspondant aux tubercules dentaires ; la gouttière extérieure porte, à sa face externe et sur la ligne médiane, soudé à l'étain, un ressort de pendule qui se recourbe en avant, d'abord en haut puis en bas, de façon à sortir de la bouche sans presser sur la lèvre inférieure. Par son autre extrémité le ressort est fixé à une plaque sous-mentonnière en tôle vernie. Cette mentonnière est formée de trois parties articulées par des charnières. Une partie centrale

porte une mortaise soudée à l'étain, qui loge l'extrémité libre
du ressort serré par une vis. Les parties latérales élargies forment deux ailes mobiles pouvant s'abaisser pour pratiquer les
lavages de la région. Entre la mentonnière et la peau, on place
des compresses de toile pour recueillir la salive ou le pus, ou
bien des compresses antiseptiques s'il y a une plaie. A chaque
extrémité externe des plaques latérales, sont adaptés deux
petits crochets destinés à attacher une bande de caoutchouc
venant se fixer sur le sommet de la tête.

Appareil de Martinier. — M. Martinier a modifié l'appareil
de Martin. Le ressort est remplacé par des vis agissant sur la
gouttière et sur la partie sous-mentonnière de l'appareil, cha-
cune de ces vis pouvant être plus ou moins serrée isolément
à l'aide d'un écrou pour permettre de corriger les déplacements
en hauteur.

Critique des divers appareils. — A quoi tendent tous ces
appareils ? Ils ont tous un même but, c'est-à-dire maintenir en
bonne position les fragments préalablement réduits; mais ce but,
le remplissent-ils dans de bonnes conditions ? C'est loin d'être
notre avis, en particulier dans les fractures ouvertes qui sont
les plus graves.

D'une façon générale, l'application de tous ces appareils présente des difficultés très grandes dont les praticiens, même les
plus exercés, ne peuvent nier l'évidence.

Pour ce qui est de la fronde de Bouisson nous n'oserions
contester les services qu'elle peut rendre dans certains cas de
fractures du maxillaire inférieur ; en effet, en plus de sa
fabrication qui est d'une extrême simplicité, elle présente aussi
l'avantage de ne coûter qu'un prix bien minime.

Si on a affaire à une fracture du maxillaire inférieur sans
déplacements ou avec déplacements insignifiants et réductibles,
la fronde de Bouisson sera très utile pour empêcher les mini-

vements de la mâchoire inférieure et, par cela même, pour
obvier aux déplacements divers que ces mouvements pourraient
produire sur les fragments ; si, au contraire, le déplacement
est assez considérable et si la fracture est irréductible, la fronde
nous paraît être absolument inutile et ne nous semble avoir
aucun effet favorable.

Mais la fronde a aussi ses inconvénients, entre autres, celui
d'empêcher l'écartement des mâchoires et de rendre ainsi diffi-
ciles l'alimentation du malade et la désinfection de sa bouche ;
pour obvier à cet inconvénient on a bien proposé d'introduire,
en écartant la commissure labiale, une mince canule à travers
l'hiatus situé entre la dernière molaire et la branche montante
du maxillaire ; mais ce passage est tellement réduit chez certains individus que la chose est impossible ; on est alors obligé
de supprimer l'appareil plusieurs fois par jour pour permettre
l'écartement des mâchoires et l'introduction d'aliments liquides
en même temps que la désinfection de la cavité buccale ; on se
rend compte de l'effet déplorable de cette manœuvre qui détruit
souvent le bon effet de la fronde.

Pour ce qui est des appareils à double pression, exercée à la
fois sur l'arcade dentaire et la base de la mâchoire, leurs
effets seraient bons et leur emploi recommandable s'ils
n'avaient le grave inconvénient de provoquer pour le patient
des douleurs intolérables lorsque la pression s'exerce avec
assez de force pour maintenir les fragments en contact ; de
plus, on a signalé souvent, à la suite de leur application, des
abcès, toujours graves dans ces régions, lesquels seraient dûs
à la compression exercée sur les téguments autour de la
fracture. Dans le cas de fracture ouverte, ces appareils sont
une gêne considérable, non seulement pour la désinfection de
la cavité buccale, mais aussi pour celle de la plaie extérieure.

Les appareils fabriqués après prise de l'empreinte dentaire

présentent des difficultés très grandes ; tout d'abord, la douleur éprouvée par le malade au moment de la pression que
l'on exerce pour obtenir l'empreinte est telle qu'on est
souvent forcé d'y renoncer. La difficulté est encore accrue
d'une façon considérable, suivant les cas, par la gêne que le
malade éprouve à ouvrir la bouche et on se voit obligé en
général pour y arriver à endormir le patient, ce qui présente
toujours un certain danger. Les difficultés ne s'arrêtent pas là
et une fois l'empreinte prise et l'appareil confectionné, son
placement est beaucoup plus laborieux que celui des
appareils à double pression ; de plus, la partie inférieure du
maxillaire inférieur n'étant pas soutenue, les fragments ont
tendance à se déplacer vers le bas ; pour remédier à cet
inconvénient on a proposé d'associer à ces appareils une
fronde qui servirait de soutien au maxillaire, mais on en
revient alors aux systèmes à double pression et aux accidents
qu'ils comportent. La désinfection buccale se fait après leur
application d'une façon très imparfaite.

Ligature des dents. — On a essayé encore, au lieu d'appareils,
la ligature des dents qui est assez dangereuse. Du reste sa difficulté opératoire et son insuffisance doivent le plus souvent la faire
rejeter ; la difficulté de son emploi réside dans l'impossibilité,
où l'on se trouve souvent, de faire passer entre deux dents
trop rapprochées un fil de soie ou à plus forte raison un fil
métallique ; on peut encore par ce procédé ébranler les dents ;
or il faut, avant-tout, pour que la ligature des dents ait un bon
effet, que celles-ci soient solidement plantées et ne bougent
pas dans leurs alvéoles ; de plus nous avons vu, au chapitre
des fractures, qu'au moment du traumatisme, les dents sont
presque toujours ébranlées sinon arrachées. Des accidents de
gingivite, de périostite alvéolo-dentaire, ou même de carie
dentaire, se produisent à la suite de cette méthode de traitement.

Malgré tout, on ne doit pas pour cela l'abandonner définitivement et bien qu'en en étant peu partisan, nous reconnaissons qu'associée à la suture osseuse, elle peut lui être quelquefois d'un certain secours.

Ligature osseuse. — La ligature osseuse, qui consiste à enrouler un fil métallique autour des fragments mis en place, a été préconisée par Bérenger-Féraud qui lui attribue cinq succès personnels ; ce serait là un procédé recommandable dans les cas de fractures à plusieurs fragments ou fractures comminutives ; en effet, dans ces fractures par éclatement, on a rapporté de nombreux cas de guérison au moyen du traitement par ce procédé, qui aurait le grand avantage de maintenir les fragments en rapport. Son emploi permet, en outre, de conserver toutes les esquilles qui par leur présence n'occasionnent aucun accident. Cette conservation est loin d'être à dédaigner dans une région comme le maxillaire inférieur, où l'os se reforme avec une si grande lenteur.

CHAPITRE III

DE LA SUTURE OSSEUSE

Mais, nous dira-t-on, quel est, dès lors, à votre avis, le procédé de traitement le meilleur? Nous répondrons à cette demande, sans hésitation : c'est la suture osseuse. Nous ne voulons pas dire pour cela que ce mode opératoire soit une garantie absolue de succès, car toute opération comporte ses dangers ; mais nous prétendons qu'il est des cas, et ils sont nombreux, où il présente le plus d'avantages. Nous ne saurions dissimuler notre étonnement en voyant certains opérateurs avoir pour cette méthode une répulsion très marquée.

La suture métallique présente-t-elle, en effet, de réels dangers ? Nous ne le croyons pas, notre seule expérience ne nous permettant pas de l'affirmer ; toutefois, les nombreuses observations que nous publions à ce sujet sont, plus que tous les commentaires, un témoignage bien évident de son innocuité et des succès qu'elle fournit.

Dans tous les cas, ce que nous pouvons nous permettre d'affirmer, c'est que les inconvénients de la suture métallique sont moindres que ceux des divers appareils employés dans le même but ; quant à ses avantages, ils leur sont bien supérieurs.

Ces avantages quels sont-ils ? C'est d'abord l'immobilisation parfaite de la fracture avec coaptation non moins parfaite des portions fracturées ; or, M. le professeur Richet est d'avis que le moyen le plus efficace d'éviter la septicémie aiguë est l'immobilisation des fragments.

L'antisepsie buccale, grâce à la suture métallique, peut être faite largement ; le malade peut, en effet, sans danger et sans trop de douleur, ouvrir la bouche, chose qui lui est absolument impossible lorsqu'il a un appareil.

La tolérance du fil métallique est un fait remarquable à constater ; il ne présente, en outre, aucun danger d'infection grâce à l'asepsie complète dont il est susceptible.

En outre, par la suture osseuse on évitera la grande complication de la pseudarthrose. Dans ce dernier cas, en effet, on est obligé d'avoir recours à elle ; or, pourquoi ne pas en faire usage dès le début, plutôt que d'attendre son absolue nécessité ; on mettra ainsi en pratique ce dicton si vrai : « Mieux vaut prévenir que guérir »,

M. le professeur Dubreuil, dans la *Gazette des Hôpitaux* du 17 février 1872, laisse à entendre que, si les sutures osseuses se multipliaient, on les verrait donner lieu à des accidents. Nous sommes réconfortés en voyant que cet éminent chirurgien n'appuie son opinion sur aucun fait.

Nous pouvons dire, en résumé, que la suture métallique remplit les trois conditions capitales du traitement des fractures du maxillaire inférieur, c'est-à-dire qu'elle fait la contention, permet la tolérance, facilite l'antisepsie ; elle est, en outre, une garantie contre la pseudarthrose.

Nous n'emploierons pas, il faut l'avouer, la suture osseuse indistinctement à tous les cas avec le même enthousiasme.

Pour nous, l'idéal de la fracture prêtant à son intervention est la fracture ouverte avec déplacement assez considérable. En voici les raisons : si, à la suite de l'intervention par la suture osseuse, une infection se produisait au niveau de l'incision pratiquée pour arriver jusqu'à l'os, les détracteurs de cette méthode se hâteraient d'incriminer l'incision elle-même

comme cause de cette infection ; or, du moment que la fracture
sera une fracture ouverte, la route est toute tracée pour le
bistouri et on n'aura aucun droit à accuser ce dernier dans le
cas d'infection, si, bien entendu, l'opération a été faite dans
toutes les règles de l'asepsie exigée.

De plus, si le déplacement est assez considérable, nous
estimons que la suture osseuse peut seule, dans de bonnes
conditions, maintenir les fragments en bonne position, la
fracture une fois réduite.

Nous conseillerons également la suture métallique dans les
cas de déplacements assez considérables avec lésion de la
muqueuse gingivale, même sans plaie extérieure. Dans ce cas,
en effet, la fracture est, ainsi que nous l'avons déjà dit, expo-
sée à l'infection et par l'air extérieur et par le liquide sali-
vaire ; on pourra donc seulement accuser l'opération de faire
une cicatrice sur des téguments qui étaient absolument intacts.
A cela nous répondrons : « Mieux vaut une cicatrice insigni-
fiante qu'une infirmité ». Du reste, ces fractures sont l'apanage
à peu près exclusif de l'homme beaucoup plus exposé que la
femme à toutes les sortes de traumatismes occasionnant pareils
accidents ; or, chez l'homme, la condition d'esthétique est
d'une bien minime importance et, au besoin, la barbe peut aider
celui qui tient à conserver l'intégrité de son visage à cacher la
légère cicatrice produite par l'incision.

Nous conseillerons encore la suture osseuse dans tous les
cas où le traitement par la fronde de Bouisson aurait échoué,
et alors qu'il y aurait menace de pseudarthrose ; cette dernière
complication exigeant, plus tard, si elle se produit, l'intervention par la suture osseuse, mieux vaut la pratiquer alors que
la fracture est récente et offre toutes chances de succès.

Manière de conduire l'opération

1° *Désinfection de la bouche.* — La bouche étant un milieu septique par excellence, il importe, avant tout, d'en faire une désinfection soignée ; la chose, il faut l'avouer, n'est pas facile, car une asepsie même à peu près parfaite, en cet endroit, est loin d'être possible ; quoiqu'il en soit, des soins antiseptiques continus permettront de réduire au minimum les chances d'infection. Ces soins consisteront, dès le début de la fracture, en lavages de la cavité buccale faits au moyen de liquides antiseptiques ; ces lavages devront être fréquemment répétés. Le choix des solutions à employer est très varié ; toutefois, la solution d'hydrate de chloral à 2 0⁄0 constituerait, d'après A. Broca, un antiseptique de choix pour la cavité buccale.

2° *Acte opératoire.* — Lorsque la désinfection de la cavité buccale a été faite aussi complète que possible, on en arrive à l'acte opératoire que comporte le traitement par la suture métallique.

Nous exposerons le procédé tel que nous l'avons vu pratiquer chez M. le professeur Forgue, estimant qu'il remplit toutes les conditions nécessaires au succès final. On pratique, au niveau du trait de fracture, une incision qui, dans le cas de fracture ouverte, doit être faite, autant qu'il est possible, sur la plaie déjà existante, de façon à ne pas créer une cicatrice nouvelle et une voie nouvelle à l'infection ; on arrive ainsi sur l'os ; au moyen du foret, on pratique un trou sur chacun des fragments ; les trous doivent être percés aussi près que possible du trait de fracture et se trouver à la même hauteur sur chacun des fragments ; on passe alors le fil métallique dans chacun des orifices perforés de façon que les deux chefs viennent se rejoindre sur la face externe du maxillaire inférieur ;

une fois les deux chefs réunis, on réduit la fracture ; on entortille alors plusieurs fois ces deux chefs jusqu'à ce que l'on juge la contention suffisante ; il est bon de compter le nombre de tours de torsion qu'on leur donne.

Dans le cas où, cela fait, les fragments présenteraient encore quelque mobilité, on passerait un second fil en perforant deux nouveaux trous, pour lesquels on observerait la même ligne de conduite que pour les deux premiers.

On doit avoir soin de recourber les tortillons des fils, de telle sorte qu'ils ne viennent pas léser les téguments.

Du choix du fil. — Pour le choix des dimensions du fil métallique, le simple bon sens dit que l'on doit le prendre aussi mince que possible afin qu'il soit moins gênant ; mais sa ténuité ne devra pas nuire à sa solidité, aussi sera-t-il sage de l'éprouver avant d'en faire usage.

Quant au choix du métal, les fils d'or, d'argent, de platine, ont été employés avec un même succès ; toutefois, on emploie, aujourd'hui, presque exclusivement le fil d'argent et le fil de fer. Entre ces deux derniers nous donnerions la préférence au fil de fer, dont la rigidité est plus grande, ce qui a une grande importance pour l'immobilisation des fragments ; on pourra nous objecter que le fil de fer se rouille et par ce fait devient cassant ; nous répondrons à cela qu'il suffit d'employer des fils de fer galvanisé pour remédier à cet inconvénient.

OBSERVATIONS

OBSERVATION PREMIÈRE

(Personnelle)

Traitement par la suture métallique

Marius F..., âgé de 28 ans, entre en juillet 1898, au n° 17 de la salle Delpech, dans le service de M. le professeur Forgue ; il est atteint de fracture du maxillaire inférieur.

Antécédents personnels : F... n'a jamais eu de maladies graves antérieures, mais il est sujet à des accès d'épilepsie et c'est au cours d'un de ces accès qu'il est tombé sur le menton et qu'il s'est fait une fracture de la mâchoire inférieure.

A l'examen, F... présente à la partie médiane du menton une plaie de deux centimètres de hauteur sur un centimètre et demi de largeur ; la plaie est infectée et suppure abondamment.

La bouche est ouverte et laisse écouler de la salive en assez grande abondance ; on remarque un déplacement considérable entre la première et la deuxième incisive du côté droit : à ce niveau, il s'est produit un chevauchement, en épaisseur, des deux fragments osseux. Le trait de fracture est légèrement oblique de haut en bas et de gauche à droite.

La palpation permet d'imprimer un notable déplacement ; on

perçoit en outre de la crépitation ; le malade éprouve une vive
douleur lorsqu'on le touche au niveau de sa fracture.

Un stylet, introduit par la plaie extérieure, permet de reconnaître qu'il y a communication avec le foyer de la fracture ;
nous avons affaire à une fracture ouverte.

Signes fonctionnels : Il est impossible au malade de mastiquer les aliments ; c'est avec peine qu'il peut faire entendre
quelques paroles ; la douleur qu'il ressent au moindre mouvement de la mâchoire inférieure lui arrache des cris.

Le 5 juillet, à la visite du matin, M. le professeur Forgue
décide, étant donnés le chevauchement, le caractère compliqué
de la fracture et l'indocilité du malade, qui ne permet point de
compter sur la tolérance d'un appareil, de recourir à la fixation
des fragments par la suture métallique. Des soins antiseptiques
préalables de la cavité buccale ayant été pratiqués, on donne
l'éther au malade ; une incision verticale est pratiquée au niveau
de la plaie cutanée ; le foyer de fracture découvert, un trou est
pratiqué au moyen du foret, à mi-hauteur sur chacun des
fragments ; par ces deux trous, on passe un fil d'argent d'un
millimètre de diamètre, dont les deux chefs viennent se réunir
sur la face antérieure du maxillaire ; plusieurs mouvements de
torsion leur sont imprimés et le tortillon est recourbé en
dedans. Les fragments présentant encore une mobilité trop
grande, deux nouveaux trous sont pratiqués vers le quart inférieur des fragments et un nouveau fil est passé, qui vient renforcer le premier et donne une coaptation et une immobilisation parfaites.

La partie supérieure de la plaie est suturée au crin de Florence ; à la partie inférieure, un orifice est ménagé par lequel
on introduit un drain ; on fait un pansement à la gaze iodoformée. L'antisepsie buccale est entretenue au moyen de gargarismes antiseptiques.

La guérison s'annonçait sous d'excellents auspices, la plaie
se cicatrisant et aucune réaction thermique ne venant compli-
quer les suites de l'opération, lorsque, une dizaine de jours
après, environ, F... à un nouvel accès d'épilepsie, tombe sur le
rebord de son lit. Consécutivement à cette chute, la coaptation parfaite des fragments a perdu de sa parfaite régularité
et il s'est fait un léger glissement en biseau de leurs surfaces,
ce qui se traduit bien sur le bord alvéolaire ; M. Forgue voulait,
par le resserrement des tortillons métalliques, corriger cette
légère déviation. F..., qui ne jouit pas d'un intellect parfait, ne
comprenant pas toutes les graves conséquences de sa nouvelle
lésion, se refuse énergiquement à toute nouvelle intervention
et quitte l'hôpital le 1er septembre ; nous n'avons pu savoir ce
qui est advenu de lui pendant les quatre mois qui ont suivi
son nouvel accident.

Nous avons revu le malade le 11 janvier 1899. La mastication est, à ce moment, très facile ; la fracture de sa mâchoire
est complètement consolidée. Il existe un très léger dépla...
ment du fragment droit en arrière du fragment gauche, mais
les dents sont au même niveau ; les fils métalliques qui n'ont
pas été enlevés ne gênent nullement le malade. La plaie opératoire est complètement cicatrisée et recouverte par la barbe.
Il persiste une petite fistule peu profonde dans la région sus-
hyoïdienne, près de la ligne médiane, qui suppure légèrement.
Il ne semble point, cependant, qu'il y ait là un point de
nécrose osseuse ; la fistule est abandonnée par le malade à la
cicatrisation spontanée, qui fait des progrès de jour en jour et
qui n'est aidée par aucun soin antiseptique.

OBSERVATION II

Opération faite par M. le professeur Forgue qui a bien voulu nous fournir l'observation

Double suture métallique suivie de guérison

X... entre à l'hôpital Saint-Éloi, au n° 38, dans le service de M. Forgue. Nous avons affaire à une fracture par choc direct du maxillaire inférieur ; elle occupe la partie médiane de l'os, dans sa moitié supérieure, et se dirige un peu obliquement à droite, dans sa moitié inférieure.

Le malade a reçu un coup de pied de cheval sur la partie inférieure du menton, à la suite duquel il a ressenti une douleur assez vive à ce niveau avec une difficulté de la mastication et de la prononciation assez accentuée.

L'examen de la région fait constater la présence d'une fracture du maxillaire inférieur située au niveau de la symphyse de l'os, légèrement oblique à droite dans sa moitié inférieure. Il existe de la crépitation, de la mobilité et du déplacement très marqué des fragments. Le rebord alvéolaire du fragment droit est à un centimètre environ au-dessus du bord alvéolaire gauche. On constate de plus que le foyer de la fracture communique avec la cavité buccale au moyen d'une plaie gingivale, et avec l'extérieur par une plaie cutanée, située un peu à droite de la symphyse sur le bord inférieur du menton, trace du choc direct en voie de suppuration.

M. Forgue pratique une suture osseuse double, au fil d'argent, un peu au-dessous du bord alvéolaire dans la cavité buccale. Pour cela, il fait une incision horizontale et abaisse les deux lèvres de la plaie, ce qui lui permet d'arriver sur le corps même du maxillaire : il pratique, au moyen du foret, deux orifices sur chacun des fragments, l'un un peu au-dessous du rebord alvéolaire, l'autre vers le milieu de la hauteur du maxillaire. Deux fils métalliques peuvent ainsi être placés. Après la réduction des fragments et l'entortillement des sutures, les deux portions osseuses sont parfaitement maintenues en bonne position. La plaie du menton est pansée à l'iodoforme et au sublimé.

Le malade est sorti le 28 avril (35 jours après l'accident), parfaitement guéri, aucun mouvement anormal n'étant perceptible au niveau du foyer de fracture, gardant son fil dont le tortillon est perceptible sous la muqueuse.

Des gargarismes très fréquents, antiseptiques, avaient assuré dès le début l'évolution antiseptique de ce foyer.

OBSERVATION III

(Communiquée par M. Delord, Interne des hôpitaux de Montpellier)

Opération faite par M. le Professeur-agrégé Lapeyre, suivie de guérison

Albert C..., rentre à l'hôpital le 18 septembre 1897, au lit n° 15 de la salle Delpech.

Interrogé, le malade se plaint d'avoir fait une chute sur l'angle d'un trottoir et d'avoir perdu connaissance à ce moment. Il souffre beaucoup de la mâchoire inférieure, surtout dès qu'il veut parler.

A l'inspection, on remarque que la bouche est entr'ouverte et qu'un filet de salive sanguinolente s'écoule de la commissure droite. Avec grande attention, il est permis de constater un léger méplat au niveau de la joue droite. Enfin, au niveau du bord inférieur du maxillaire, existe une petite plaie contuse produite au moment de l'accident.

A l'examen de la cavité buccale, on voit nettement que les dents de la mâchoire inférieure ne sont plus placées suivant leur ligne normale, mais que toute la partie droite est en saillie et qu'il y a là un fragment détaché du reste du maxillaire. La ligne de fracture est située entre la canine droite et la deuxième incisive droite.

Il y a donc déplacement dans le sens vertical, déplacement d'environ 10 à 12 millimètres, la canine surplombant la deuxième incisive de cette hauteur. Il existe aussi un deuxième déplacement dans le sens antéro-postérieur, le fragment droit étant légèrement porté en arrière.

Il est très possible de ramener ce fragment en bonne position, mais la réduction de la fracture n'est pas durable.

Signalons enfin, une plaie buccale, un déchirement très net de la muqueuse gingivale, au niveau de la fracture.

M. le professeur-agrégé Lapeyre, à la visite du lendemain, 19 septembre, décide de faire immédiatement la suture osseuse.

Pour cela, le malade étant anesthésié à l'éther, on agrandit de part et d'autre la plaie contuse qui est située à droite du menton. Cet élargissement permet d'avoir un espace suffisamment grand pour pouvoir perforer les deux fragments à une distance de 5 à 6 millimètres de la ligne de fracture. Un fil d'argent est introduit et les deux bouts sont ramenés en avant, sur la face antérieure du maxillaire inférieur, et réunis. En même temps, un autre fil est placé à la base de la canine et de la deuxième incisive, qui réunit ces deux dents.

Après l'opération, un gargarisme est prescrit au phénosalyl toutes les deux heures.

Les résultats de cette suture osseuse ont été excellents ; comme adjuvant, et pendant huit jours, une petite gouttière en gutta-percha a été placée pour maintenir la coaptation.

Il n'y a eu aucune complication opératoire et, trois semaines après, le fil d'argent a été enlevé par la plaie inférieure qui ne s'était pas encore complètement refermée : le second fil réunissant les dents a été enlevé aussi à ce moment

Un mois environ après son entrée à l'hôpital, Albert C... sortait avec une consolidation parfaite de son maxillaire. Disons, toutefois, que la canine droite surplombait de 1 ou 2 millimètres la deuxième incisive correspondante.

OBSERVATION IV

(Tirée du *Bulletin de la Société de Chirurgie de Paris*, 1870)

Nous résumons: Fracture double de la mâchoire inférieure. Insuffisance de la ligature des fragments et de la ligature des dents. Suture osseuse simple d'un côté. Suture osseuse combinée avec la ligature des dents de l'autre côté. Guérison. — Pratiquée par M. le docteur Letenneur (de Nantes).

Le nommé Pierre L..., âgé de 28 ans, manœuvre, tombée d'un troisième étage sur des palissades.

Il est porté à l'Hôtel-Dieu.

Le 14 mai 1869, on constate, le matin, de nombreuses contusions sans gravité, à la face ; une plaie de deux centimètres et demi de longueur existe au côté droit de la face, au niveau du bord inférieur de la mâchoire et parallèlement à ce bord.

Le visage est déformé, le menton abaissé est enfoncé, la parole difficile.

La vue et le toucher font reconnaître une fracture double du corps de la mâchoire ; le fragment moyen est entraîné en bas et en arrière. La réduction se fait facilement mais le déplacement se reproduit immédiatement.

La fracture a lieu ; à droite, immédiatement en avant de la première grosse molaire ; à gauche, immédiatement en avant de la canine. On extrait une esquille de un centimètre environ qui porte l'alvéole vide de la dernière petite molaire droite. A droite, la fracture est oblique d'avant en arrière ; à gauche, elle est à peu près verticale. Le malade ne peut tirer la langue hors de la bouche.

On essaie de fixer préalablement les fragments au moyen de

la ligature du côté droit où la contention est insuffisante ; du côté gauche on n'obtient qu'une demi-réduction.

On fait alors la suture des fragments au moyen d'une drille d'horloger. Le fragment moyen est fixé à l'aide d'un davier ; un trou est pratiqué du côté droit, au-dessus du trou mentonnier ; on y fait passer un fil d'argent que l'on fait ressortir à la même hauteur par le fragment externe ; les deux chefs rapprochés fixent solidement les deux fragments.

Du côté gauche, il n'existe pas de plaie ; on abaisse la lèvre inférieure et on pratique la suture des fragments, puis, au moyen des deux chefs du fil, on fait la ligature des dents. Les fils irritant un peu la muqueuse de la lèvre on les recouvre avec une gouttière en gutta-percha qui vient ajouter encore à la solidité de la suture. On ne met aucun bandage extérieur. Le malade se lave fréquemment la bouche avec une solution de chlorate de potasse. La langue ayant maintenant un point d'appui peut être attirée au dehors.

A part les deux jours qui suivirent l'accident, L... n'a pas eu de fièvre.

Le 24 mai, abcès au niveau de la fracture du côté gauche ; il est ouvert et le pus qui s'en écoule n'est pas fétide.

Le 16, la gouttière en gutta-percha est enlevée.

Le 5 juin, le malade réclame son exeat. Trop faible, il revient quelques jours après.

Le 15, les extrémités des fragments du côté droit qui étaient dénudés deviennent mobiles ; elles sont retirées avec le fil d'argent qui les unissait ; malgré cela les fragments désormais assujettis par les parties molles n'ont aucune tendance au déplacement.

Le 16, les fils qui forment la ligature des dents du côté gauche sont coupés, ceux de la suture sont laissés intacts. Les abcès suppurent toujours mais tendent à se cicatriser.

Le 21, L... quitte définitivement l'hôpital.

Peu de temps après, guérison définitive, avec léger aplatissement du menton, résultant de la perte de substance subie par le maxillaire inférieur.

OBSERVATION V

(France médicale, numéro du 6 janvier 1877)

Hôpital Cochin. Service de M. le docteur Després. Fracture du maxillaire inférieur compliquée de plaie. Suture osseuse. Guérison. La fracture du maxillaire inférieur est compliquée en outre de sept côtes fracturées, d'emphysème généralisé, de fracture des deux os de l'avant-bras avec plaie, et de diverses lésions traumatiques.

Nous résumons l'observation. Le 4 février 1876, P..., âgé de 44 ans, carrier, a été renversé par un éboulement de terre et de pierres, on l'apporte, treize heures après, à l'hôpital Cochin. L'interne reconnaissant une fracture du maxillaire inférieur, essaie de maintenir les fragments en faisant la ligature des dents voisines du trait de fracture.

Le 5 février, le déplacement s'est reproduit ; une plaie contuse du menton permet de reconnaître que le trait de fracture est presque vertical, un peu à gauche de la symphyse, le fragment droit taillé en biseau aux dépens de la face interne, le gauche, aux dépens de la face externe.

Le fragment gauche est le plus mobile, la langue refoulée vers sa base rend la respiration bruyante et embarrassée.

A la face interne, le périoste déchiré fait communiquer le foyer de la fracture avec la cavité buccale. Le rebord alvéolaire du maxillaire supérieur gauche est fracturé ; plusieurs dents de la mâchoire inférieure sont enlevées avec des portions d'alvéoles.

Un point douloureux existe au niveau de la branche montante gauche du maxillaire inférieur, ce qui permet de penser à un deuxième trait de fracture.

M. Desprès tente la suture osseuse. Il emploie le perforatif à chas et place deux anses horizontales d'un fil d'argent double et tordu.

Le 5 février soir, les incisives du fragment gauche sont écartées de un centimètre en arrière du droit.

Le 6, le déplacement n'a pas augmenté. M. Desprès, en essayant de resserrer le fil de la suture inférieure, le casse et le remplace à l'aide du fil d'attente par un fil triple. On applique sur les dents la gouttière de liège de Boyer, mais le malade ne peut la supporter plus d'une demi-heure.

Le 8, le fil double de la suture supérieure a lâché et le fragment gauche à basculé en arrière ; on le remplace par un fil quadruple. La plaie du menton suppure abondamment. Pas de réaction thermique.

Le 24, le fil quadruple de la suture supérieure s'est relâché et le fragment gauche chevauche un peu derrière le fragment droit.

La plaie suppure mais le pus n'a aucune odeur fétide.

Le 29, le décollement du périoste s'est limité, la suppuration a diminué.

Le 10 mars, M. Desprès enlève le fil triple qui était resté seul depuis le 24 février. Une nouvelle collection de pus et un nouveau décollement du périoste se sont formés à gauche et au-dessus de la plaie. L'écoulement du pus se fait bien.

Le 28, on enlève, par la plaie du menton, deux petits séquestres.

Le 15 mai, la plaie du menton commence à se cicatriser, le fragment moyen est encore mobile, néanmoins le malade peut manger des aliments solides.

Le 15 juin, on peut dire que la consolidation est suffisante. A la face interne du maxillaire inférieur et près de la ligne médiane, le doigt sent une saillie osseuse qui est un séquestre.

Le 18, on introduit une sonde cannelée par la plaie men-

tonnière et on pousse le séquestre vers la cavité buccale d'où
il est extrait avec des pinces. Ce séquestre irrégulier a un
centimètre carré environ et doit appartenir à la table interne
de l'os.

Le 25, le malade sort. Il y a encore un peu de mobilité du
fragment moyen. Les incisives gauches sont un peu en arrière
des droites et le malade est obligé de mâcher les aliments du
côté droit.

Dans le courant du mois d'août, le malade vient à la con-
sultation. Il n'élimine plus de séquestres, la plaie est cicatrisée, les forces sont revenues et il a repris son travail.

OBSERVATION VI

(Cas de Thomas Annandale, chirurgien de l'hôpital d'Edimbourg)

Fracture des deux branches du maxillaire inférieur. Traitement par l'incision
externe et la suture métallique. Guérison.

Nous résumons l'observation. J. C..., âgé de 18 ans, employé
de chemin de fer, a été renversé par un wagon dont une roue
lui a passé sur la partie inférieure du visage. On reconnaît, à
l'examen, une fracture double du maxillaire inférieur, l'une à
droite, à la jonction du corps et de la branche, l'autre à gauche, au-dessus de l'angle. Le corps de l'os n'avait pas souffert
et le malade ne pouvait lui imprimer aucun mouvement.

Du côté droit une plaie placée en avant du trait de fracture
suppurait abondamment. Les divers moyens de contention
essayés n'avaient produit aucun résultat satisfaisant.

Le 20 septembre, le docteur Annandale procéda à la suture
des fragments au moyen du fil métallique.

Pour cela faire, le chirurgien pratiqua une incision externe
d'environ deux pouces de long au-dessus du siège de la fracture du côté droit, mit les fragments à nu et, les ayant percés,

les réunit avec un fil d'argent. Il en fit de même du côté gauche.

Après l'opération le corps du maxillaire avait encore une légère tendance à s'abaisser. On appliqua sur les dents une gouttière en gutta-percha et à l'extérieur un bandage.

De temps à autre de petites portions d'os nécrosé étaient éliminées par la bouche.

Le 13 novembre, le fil du côté gauche et, le 5 décembre, celui du côté droit étant complètement détachés, furent enlevés. La suppuration cessa presque entièrement après l'enlèvement du second fil et le malade sortit le 9 décembre.

Le 6 janvier, le malade ne conservait qu'une petite plaie superficielle au côté droit. Les mouvements de la mâchoire étaient excellents et la mastication facile. On ne constatait qu'un léger déplacement latéral de la mâchoire inférieure.

N. B. — Le chirurgien Annandale fait suivre son observation de commentaires où il prône fort la suture métallique, et considère cette méthode comme exempte de dangers tout en produisant d'excellents résultats.

OBSERVATION VII

(Rapportée par le docteur Rouge, de Lausanne, *Gazette des hôpitaux*, 1869)

Le 18 janvier 1865, entre dans mon service un jeune homme de 22 ans, qui s'était fracturé la mâchoire inférieure quinze jours auparavant, en tombant d'un escalier rapide. La fracture part de l'incisive latérale gauche ; sa direction est oblique de haut en bas et d'avant en arrière ; le fragment antérieur se trouve cassé en biseau et aux dépens de la face interne, le fragment postérieur aux dépens de la paroi externe.

Il existe un déplacement considérable. La branche gauche du maxillaire est attirée en dedans de telle façon que son extrémité se place derrière l'incisive latérale droite, tout près de la canine ; de plus, ce fragment est si fortement abaissé, que les dents sont, d'un fort travers de doigt, en dessous du niveau de celles de l'autre côté de la mâchoire. Il y a sous le menton une large plaie contuse par laquelle s'écoulent de la salive et du pus ; le stylet arrive par là sur l'os dénudé.

La direction oblique de la fracture dans l'épaisseur même du maxillaire expliquait le déplacement en bas et en dedans ; le mylo-hyoïdien, le génio-hyoïdien avaient, sans nul doute, gardé tous deux leurs insertions et peut-être même quelques fibres des digastriques restaient-elles fixées à l'os ? L'action de ces muscles insérés à l'extrémité d'un levier assez long surpasse celle des élévateurs, qui, dans la majorité des cas, relèvent le fragment postérieur en même temps qu'ils le portent légèrement en dehors.

Pour maintenir cette fracture, j'eus tout d'abord recours à l'appareil Morel-Lavallée ; notre blessé avait toutes les dents entières et superbes, la gouttière bien moulée et durcie n'empêchant pas cependant le double déplacement, je renforçai la gutta-percha d'un fort fil de fer courbé en fer à cheval et caché dans l'épaisseur du petit appareil ; une fronde appuyait le menton.

Malgré cela, le fragment postérieur s'abaissait et glissait derrière son voisin. J'imagine alors de faire deux attelles de gutta-percha moulées sur les maxillaires et reliées entre elles par un fil métallique passant au travers des fragments, qui seraient maintenus ainsi solidement rapprochés.

Pour perforer l'os je me servis d'une drille, instrument d'horloger. Je fis le premier trou entre deux racines de dents, à peu près au niveau du sillon gingivo-labial ; le fragment antérieur fut perforé à la même hauteur sur la symphyse. Deux fils d'argent d'un fort calibre, sont alors facilement glissés dans les trous ; arrivés sur le plancher buccal, les extrémités internes furent recourbées et ramenées en dehors pour traverser une petite plaque de gutta-percha, sur laquelle ils sont fixés l'un à l'autre et tordus ; attirant alors à moi les deux fils, la gutta-percha, légèrement ramollie, est entraînée dans la bouche et vient s'appliquer contre la paroi postérieure du maxillaire, contre lequel elle se moule en réduisant la fracture. Un second morceau de gutta-percha traversé par les bouts antérieurs et libres de la suture est pressé contre la face antérieure de la mâchoire ; les attelles suffisamment durcies, les fils sont vigoureusement tordus avec une pince à mors plats ; le malade nous dit aussitôt : Maintenant je peux manger.

Ce jeune homme quitte l'hôpital le 10 février ; la fracture était régulièrement consolidée et la plaie tout à fait cicatrisée. Il n'y eut pas de nécrose. Non seulement l'appareil fut bien supporté pendant plus de trois semaines, mais encore le malade éprouva un grand soulagement. Les premiers jours, j'ai permis une alimentation composée de viande hachée, de légumes déjà trempés ; le malade ne tarda pas à réclamer un régime plus solide et plus normal.

RÉFLEXIONS.

De ces diverses observations, quelles réflexions découle-t-il ?

C'est que, là où avaient échoué divers procédés ou appareils, la suture métallique, elle, donna les meilleurs résultats et parfois même instantanément, comme dans l'observation VII.

CONCLUSIONS

Nous avons vu que les fractures du maxillaire inférieur présentent des formes très variées ; que leur grande tendance à la mobilité sont une gêne à leur guérison ; que l'immobilisation est par suite le but que doit atteindre leur traitement. Aussi sommes-nous amené à conclure :

1° Que les divers appareils employés, qu'ils soient à double pression ou fabriqués après prise de l'empreinte dentaire, présentent de sérieux inconvénients et une insuffisance notable ;

2° Que la fronde de Bouisson nous paraît offrir quelque avantage dans le cas où il n'y a qu'un déplacement peu prononcé ;

3° Que la ligature des dents nous paraît devoir être rejetée lorsqu'on l'emploie seule, tandis qu'associée à la suture osseuse, elle peut être de quelque utilité ;

4° Que la ligature osseuse nous paraît avoir de bons résultats dans les fractures comminutives, dans lesquelles elle a l'avantage de permettre la conservation des fragments ;

5° Que l'idéal du traitement par la suture métallique est la fracture ouverte à grands déplacements et sans fragments osseux ;

6° Que ce traitement doit être employé dans le cas de pseudarthrose ;

7° Que la suture métallique assure les trois points essentiels du traitement des fractures du maxillaire inférieur, c'est-à-dire : la contention, la tolérance, l'antisepsie.

INDEX BIBLIOGRAPHIQUE

ALBERT (de Vienne). — Traité de chirurgie clinique et de médecine opératoire, trad. par A. Broca, t. I, p. 165.

BÉRARD (A.). — Gaz. des Hôpitaux, 10 avril 1841.

BÉRENGER-FÉRAUD. — Traité des pseudarthroses. — Traité de l'immobilisation directe des fragments osseux dans les fractures. Paris, 1870.

BOUISSON. — Bulletin général de Thérapeutique, 1858.

BOYER. — Traité des maladies chirurgicales. Paris, 1814, t. III, p. 122.

CHAPON. — Thèse de Paris, 1877.

CHASSAIGNAC. — Gaz. des Hôpitaux, 1851.

DECROSSAS. — Thèse de Paris, 1878, n° 259.

DESPRÈS (A.). — Article Mâchoire. Nouv. dict. de méd. et de chirurg. pratiques, t. XXI, p. 165, 1875.

DUBREUIL. — Gaz. des Hôpitaux, 17 février 1872.

FORGUE et RECLUS. — Thérapeutique chirurgicale, 1898, p. 317.

FOUCHER. — Union Médicale, 1851, t. V, p. 158.

HAMILTON. — Traité pratique des fractures et luxations. Traduction Poinsot, 1884, p. 415.

HAMMOND. — Lésions et maladies des mâchoires. Traduction Darin, p. 7.

HOUZELOT. — Thèse de Paris, 1827, n° 27.

KIRMISSON. — Manuel de pathologie externe, t. II, p. 610, 1897, 5e édit.

MALGAIGNE. — Traité des fractures et des luxations.

MARTIN. — Revue de chirurgie. Paris, 1887, p 881. — Traitement des fract. du maxill. inférieur par un nouvel appareil. Paris, librairie Félix Alcan, 1887.

MARTINIER. — *Clinique de prothèse.* Paris, librairie Baillère, 1898. — *L'Odontologie*, 1893. Fract. du maxillaire inférieur ; appareil destiné à y remédier. — *L'Odontologie*, 1895.

PETIT (J.-L.). — Traité des maladies des os. Nouvelle édition par Louis, 1772, t. II, p. 340.

POTELET. — Thèse de Paris, 1898.

PRESTAT. — *Gaz. des Hôpitaux*, 1861, p. 118.

RICHET. — *France Médicale.* Paris, 1888, p. 217.

ROSSI. — *Médecine Opératoire*, t. I, page 78.

ROY. — *Revue internationale d'Odontologie*, 1892, p. 114.

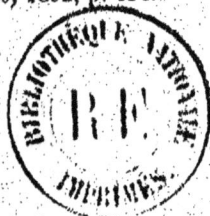

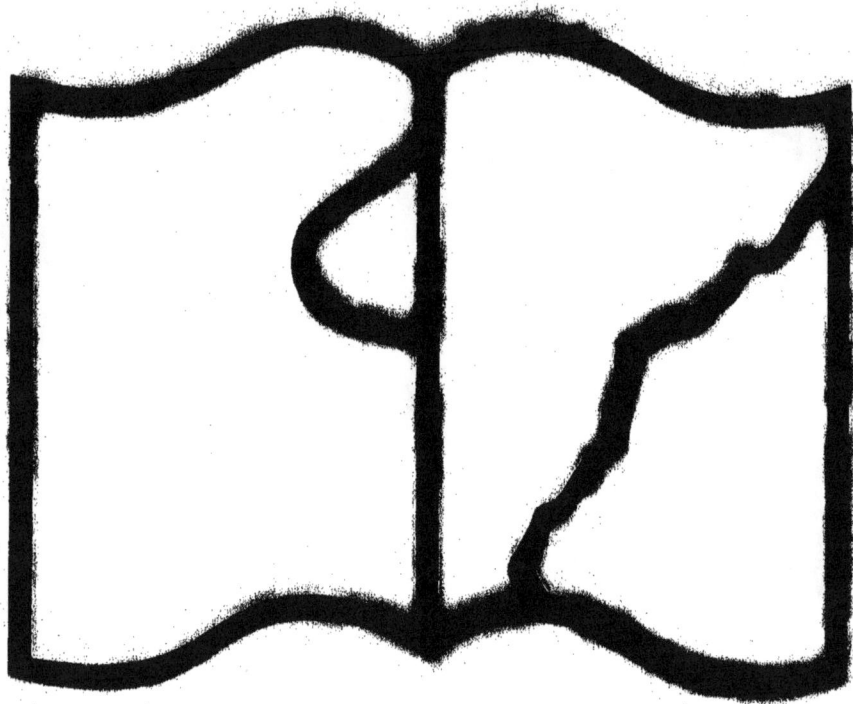

Texte détérioré — reliure défectueuse

NF Z 43-120-11

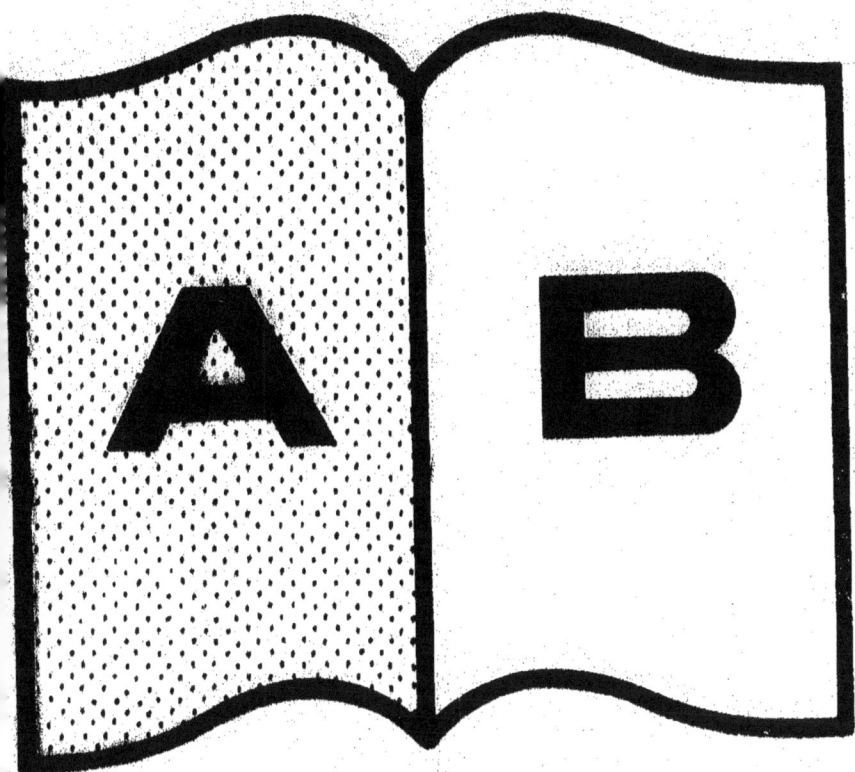

Contraste insuffisant

NF Z 43-120-14

www.ingramcontent.com/pod-product-compliance
Lightning Source LLC
Chambersburg PA
CBHW071328200326
41520CB00013B/2904